웃음으로 열어가는 건강하고 행복한 세상으로 초대

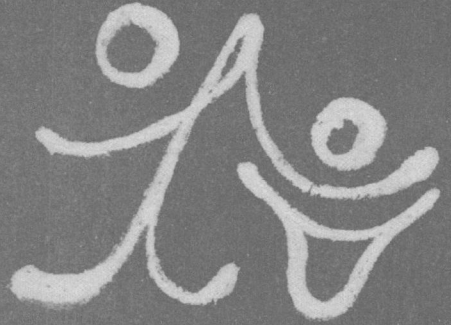

해설 ; 남녀노소 모두가 언제나 춤추고 노래하는 몸과 마음으로
즐겁고 건강하게 살아가자는 의미를 상징하는 웃음

制字/(고)취 산 박 훈 포

웃음치료,
내 몸을 살린다

김현표 지음

모아북스
MOABOOKS

저자 소개

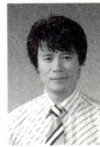

김현표 e_mail: khp69@hanmail.net
현재 경주 꽃마을 한방병원 자연치유센터장. 김현표 웃음치료센터 원장.
테리김웃음연구소 소장. 한국웃음생활협회 협회장. 도보여행가. KTC대구
평생교육원 자연치유과정 교수로 활동하며 기업체, 관공서, 대학교에 웃
음&자연치유법에 대한1,000여회 이상 강의를 하고 있으며, 특히
MBC,SBS,TBC,등 방송 언론매체에 소개되어 "길 위의 웃음치료사" 라는
닉네임을 얻은 국민건강 전령사이다.

웃음치료, 내 몸을 살린다

1판1쇄 인쇄 |2011년 01월 10일
1판1쇄 발행 |2011년 01월 20일

지은이 |김현표
발행인 |이용길

발행처 | MOABOOKS 모아북스
관리 |정 윤
디자인 |이룸

출판등록번호 |제 10-1857호
등록일자 |1999. 11. 15
등록된 곳 |경기도 고양시 일산구 백석동 1332-1 레이크하임 404호
대표 전화 | 0505-627-9784
팩스 |031-902-5236
홈페이지 |http://www.moabooks.com
이메일 |moabooks@hanmail.net
ISBN |978-89-90539-88-5   03570

웃음치료로 병을 고치고 건강하게 살 수 있다!

주변을 둘러보면 항상 잘 웃고 활기찬 사람들이 있습니다. 그런 이들은 생활에서도 의욕적일 뿐만 아니라 감기 한 번 안 걸리고 겨울을 나곤 합니다. 하루하루 바쁘고 지친 일상을 살아가는 사람들에게 그런 이들은 부러움의 대상일 것입니다. 그런데 이런 이들 대부분이 공통적으로 하는 말이 있습니다.

"알약 10알을 먹느니, 10분간 웃겠습니다!"

의학저널리스트이자 미국의 새터데이 리뷰(Saturday Review) 지의 편집장인 웃음치료의 아버지 노먼 커즌스가 자신의 책에서 재미있는 일화를 소개한 적이 있습니다.

1960년대 미국의 뉴욕 병원에 귀한 손님이 찾아왔습니다. 그는 바로 콜롬비아에서 온 노령의 노인이었습니다. 그는 이곳에 병원 치료를 받으러 온 것도 아니었습니다. 100세는 물론, 어쩌면 150살이 가까울지도 모르는 나이인데도 늘 활기와 생명력이 넘치는 이 할아버지가 궁금했던 의학자들이 그를 초대해 몇 가지 검사를 의뢰한 것입니다.

그렇게 초대를 받아 병원에 들어선 이 할아버지는 금방 스타가 되었습니다. 항상 즐거운 표정으로 활기차게 사람들과 이야기를 나누고 항상 웃는 얼굴이라 주변의 환자는 물론 의료진들까지 깜짝 놀랄 정도였습니다. 그를 본 사람들은 누구나 이 할아버지는 웃음이 가장 큰 치료제이자 활력제이자 자양강장제라는 사실을 믿어 의심치 않았다고 합니다.

이는 비단 이 콜롬비아 할아버지만이 아닙니다. 세계적으로 장수하는 노인들에게는 한 가지 공통점이 있습니다. 바로 잘 웃는다는 것입니다. 일본의 한 최장수 쌍둥이 할머니를 인터뷰한 기자가 "이 할머니들은 마치 사춘기 소녀처럼 작은 농담에도 웃음을 터뜨렸다."고 회고한 것도 무리는 아닐 것입니다. 즉 이 최장수 노인들의 가장 큰 건강 무기 중에 하나는 몸을 움직이는 것을 좋아하는 활동력, 그리고 시종일관 웃고 낙관하는 긍정이었던 것입니다.

우리가 살고 있는 현대사회는 어떻습니까? 아마 많은 분들이 오늘의 걱정만으로도 모자라 내일의 걱정에 시달리고 있습니다. 또한 과중한 업무와 의무감에 짓눌리며, 먹는 음식과 환경 또한 첨단화되어 있을지언정 과거보다 건강하다고는 할 수 없을 것입니다.

최근 전 세계에서 열풍을 일으키고 있는 웃음치료도 바로 이런 자각에서 탄생했습니다. 일상 속에서 질병을 예방하고, 약과 병원에 매달려 연명하지 않고도 건강한 장수를 누리고 싶다는 열망이 반영된 것입니다.

최근 열풍이 불고 있는 웰빙 트렌드를 봅시다. 웰빙이란 말 그대로 잘 살기 위한 노력을 하자는 의미로서 최근 많은 사람들이 건강한 몸을 위해 좋은 음식을 먹고 운동을 하면서 웰빙을 실천합니다. 그렇다면 이 웰빙은 육체를 넘어 우리 마음과 정신에 적용할 수는 없는 것일까요? 행복하게 웃고 긍정적인 마음가짐을 가짐으로써 우리 정신까지 건강하게 할 수는 없을까요?

이 질문에서 시작된 현대인의 건강법이 바로 웃음치료입니다. 웃음을 통해 작고 큰 걱정과 스트레스를 날리고 보다 즐거운 삶을 살자는 것이 웃음치료의 기본입니다. 나아가 웃음이 가져오는 건강은 정신에만 국한된 것도 아닙니다. 서양이나 동양이나 많은 의학자들은 정신과 육체가 하나로 연결되어 있다고 바라봅니다. 즉 정신이 건강하면 몸도 건강하며, 몸이 건강하면 정신도 건강하다는 것입니다.

심지어 낫기 힘든 질병들조차도 건강하고 유쾌한 마음가짐으로 적지 않은 치료 효과를 기대할 수 있습니다. 현대인들이 겪는 질병 원인들 중에 적지 않은 부분이 스트레스라는 점을 볼 때, 건강한 웃음이 우리 몸의 질병을 예방할 뿐 아니라 화목하고 즐겁고 건강한 삶을 이끌어가는 데 적지 않은 도움이 되는 것입니다.

- 직업과 생활 속에 유머와 웃음이 꼭 필요한 분
- 유머감각 향상 및 개인의 변화에 관심이 있는 모든 분
  간호사, 의사, 사회복지사, 요양원 종사자, 웃음강사,
  전문적인 웃음치유, 웃음강의를 직업으로 삼고자 하시는 분

이 모든 분들께 이 책을 권합니다.

2011년 1월 김현표

차 례

1장 웃음이 가진 놀라운 치유력

1) 웃음은 예방의학이다

한국에 불고 있는 웃음치료 열풍

세상에 웃는 걸 싫어하는 사람은 없을 것입니다. 하지만 웃는 일에도 기술이 필요하고, 잘 웃기 위해서는 잘 웃는 방법을 배워야 한다면 어떨까요? 또한 더 잘 웃음으로써 마음의 건강뿐만 아니라 몸의 건강까지 지킬 수 있다면?

최근 웃음치료라는 새로운 치료 방식이 생활의학의 일종으로 발전하고 있습니다.

많은 이들이 병원과 복지관 등에서 웃음치료 강의를 듣기 위해 몰려들고, 이 웃음치료를 통해 활력과 건강을 되찾아가고 있는 것입니다. 이 웃음치료는 웃음을 뜻하는 영어 단어인 Laughing와 요법 또는 치유를 뜻하는 therapy라는 단어를 합쳐 만든 용어로서, 쉽게 말하자면 '웃으면 복이 온다'는 뜻으로도 볼 수 있습니다.

심지어 이 웃음치료를 질병 치료에 도입하려는 움직임도 커지고 있는데, 대표적으로 웃음클리닉을 치료와 병행하는 병원들을 찾아볼 수 있습니다.

현재 서울대학교 병원 가정의학과의 경우, 매주 금요일 외래진료실에 웃음치료 클리닉을 열고 있는데, 많은 환자들로부터 꾸준한 호응을 받고 있습니다. 또한 암 전문병원인 원자력병원에서도 환자와 보호자들을 대상으로 정기적인 웃음교실을 열고 있으며, 신촌 세브란스병원은 2010년 11월 대장암 환자들을 대상으로 웃음치유법에 대한 건강강좌를 실시하고 있습니다.

웃음치료가 가져온 놀라운 기적

한국의 웃음치료 열풍도 놀랍지만, 웃음치료에서 우리보다 한 발 앞서간 가까운 나라가 있습니다. 바로 일본입니다. 과거에는 물론 최근에도 일본에서는 웃음치료와 관련된 다양한 사례들이 쏟아져 나오고 있는데, 그중 가장 잘 알려진 것이 웃음체조가 일으킨 놀라운 기적입니다.

어느 날, 병에 걸리기 힘든 몸을 만들어 국민들의 건강을 증진하고 의료비를 줄이겠다는 목표 하에 일본 후생성에서 생활습관병 예방 모델 사업을 시작했습니다. 하지만 이 시스템은 좋은 물질적 지원에도 불구하고 계속 이어지기가 어려웠습니다. 사람들을 끌어 모을 수 있는 정확한 동기가 없는 데다 그 과정이 몹시 지루했기 때문입니다.

이에 오사카 부 다이토 시의 생활습관병 예방 모델 프로젝트 리더인 오오츠키 노부나 교수가 나서서 새로운 모델을 제시했는데, 바로 웃음체조였습니다. 그는 기계적이고 건조한 체조는 사랑을 받기 어렵다는 판단 하에 여기에 웃음의 요소를 배가시켰습니다. 딱딱하게 진행되는 체조 대신 체조를 가르치는 지도자가 농담과 유머를 섞어 즐겁게 진행하며 함께 웃도록 한 것입니다.

그 결과는 놀라웠습니다. 이 무렵 일본에서는 웃음의 효과가 과학적으로 상당히 알려진 상황이라 정부도 1억 6천만 엔이라는 지원금을 제공해서 웃음 체조의 대중화를 이끌었습니다. 그 결과 70세 이상의 의료비가 1개월에 약 7,300엔에서 약 6,150엔으로 무려 23%나 감소했고, 통원치료 일수 또한 8%나 감소했습니다.

　게다가 웃음이 있는 곳에 군중이 모이듯이, 참가자 수 또한 반년 사이에 배나 늘어났습니다. 이는 지루함이나 슬픔보다는 웃을 수 있는 자리에 사람이 모이고, 그럼으로써 함께 더 건강해진다는 사실을 증명하고 있습니다.

웃음은 가족의 건강을 예방한다

　이처럼 웃음은 웃기는 사람, 웃는 사람 모두를 흥겹게 하며 즐겁고 긍정적인 생각에 힘을 쏟도록 만듭니다. 웃을 거리가 없어서 지루하십니까? 그렇다면 내가 먼저 가까운 사람을 웃겨주면 됩니다.

　많은 연구 결과들에 의하면 장수도 일종의 가족력이라고 합니다. 즉 가족 중에 장수한 어른들이 많은 가정은 그 자손들과 가족들도 장수할 확률이 높은데, 이는 한 가정의 건강한 습관이 가족력을 만든다는 것을 보여줍니다. 즉 서로를 잘 웃게 만드는 가족들은 자연스레 웃음 건강법을 실천하는 것과 다름없습니다. 지금부터 웃음이 우리 가족들에게 어떤 영향을 미치는지를 살펴봅시다

▶ 늘 피로와 스트레스에 시달리는 아빠

담배를 피우는 아빠들에게 웃음은 절대적으로 필요하다. 웃음은 횡격막을 위아래로 움직이고 산소를 폐 속 깊숙이 들여보내 폐활량이 2~3배 증가되며 폐를 건강하게 하기 때문이다. 또 복합적인 운동 효과로 활발한 신진대사를 도와주고, 혈액순환은 물론 정력증강에도 최고의 효과를 준다.

▶ 불쑥 우울감이 찾아드는 40대 주부, 엄마

전신을 움직이는 격렬한 웃음은 평소 자주 사용하지 않았던 관절과 근육을 움직여 기름칠을 해주는 효과가 있다. 특히 복부를 강하게 운동시켜 엄마들의 고민거리, 뱃살 걱정도 덜어준다. 뿐만 아니라 피부를 밝고 맑게 해 화장도 잘 받게 한다. 매사를 웃음과 함께한다면 환절기 건강도 지켜줄 뿐 아니라 우울감과 함께 오십견과 같은 만성질환도 사라지게 된다.

▶ 새 학년에 적응해야 하는 아이들

학업으로 인한 스트레스로 짜증이 많은 아이들이 웃는다는 것은 주변의 반응에 잘 적응하고 있다는 신호이다. 웃음을 통해 스트레스를 도전의 즐거움으로 바꾸어 건강한 몸과 마음을 만들 수 있다.

출처 - 〈스포츠조선〉

2) 웃음과 대체치료의 관계성

약 봉지에 둘러싸여 사는 현대인들

현대인에게 통증은 이제 피할 수 없는 손님이 되었습니다. 딱히 병이 없어도, 두통, 신경통, 생리통, 치통, 관절통, 요통 등등 남녀노소를 불문하고 많은 이들이 일상적인 통증에 시달리고 있기 때문입니다.

나아가 통증의 의미도 변했습니다. 예전에 통증은 정확한 원인이 있고 중한 병에서 나타난다고 믿었습니다. 하지만 현대인의 통증은 그 유발 원인도 정확하지 않고, 그 경중도 달라 적절한 치료와 관리에 어려움을 겪고 있습니다.

이런 상황에서 취할 수 있는 방책은 두 가지입니다. 첫째는 그저 참고 넘기는 것입니다. 하지만 이는 질병을 키울 수도 있다는 점에서 좋은 방법이 아닙니다. 둘째는 약을 복용하는 것입니다. 대표적인 것들이 바로 아스피린과 항불안제, 신경안정제, 항알레르기제 같은 진통제일 것입니다.

최근 들어 진통제 사용이 일반화 되면서 진통제를 가방에 넣어 다니는 이들이 부쩍 늘었지만, 이렇게 진통제를 오남용하면 오히려 치명적인 상황을 당하게 될 우려도 있습니다. 그렇다면 이런 크고 작은 통증들에 대비하는 가장 좋은 방법은 무엇일까요?

마음의 병이 질병을 불러온다

웃음치료는 자연치료라고도 불리는 대체의학과도 깊은 관련이 있습니다. 대체의학은 기본적으로 동양적인 관점에서 시작합니다. 질병에는 우리 신체의 외부요인의 침해에서 오는 감염성 질환과 내부요인의 부조화에서 오는 만성질환 즉 생활습관병이 있는데, 이를 기준으로 현대사회는 세균이나 바이러스에 의한 감염성 질환은 현저하게 감소하고, 대신 만성퇴행성 질환이 증가하고 있습니다. 이것은 선진국뿐만 아니라 우리나라와 지구촌 대부분의 국가에서 벌어지고 있는 현상입니다.

이 같은 현상은 지난 150년 간 약물과 수술요법으로 대변되어 온 대증요법이 주가 되는 근대 일반의학(Allopathy medicine)이 더 이상 탁월한 기능을 발휘할 수 없게 되었음을 보여줍니다.

웃음치료의 권의자인 노먼 커즌스 역시 이 부분을 지적하고 있습니다. 그는 정확히 원인이 있는 통증도 있지만, 통증의 90%는 시간이 지나면 저절로 낫는 것들이거나 의학적으로 설명하기 어려운 다양한 생활습관의 악조건, 나아가 마음의 병에서 온다고 말합니다.

즉 이 통증을 제거하는 길은 약이나 수술이 아니라 그 원인이 되는 악조건을 제거하는 것이라고 말합니다. 동시에 그는 통증에 대한 정확한 지식을 알려 약물과 수술의 오남용을 막아야 한다고도 주장합니다. 정확한 병증은 치료하되, 그것이 아닌 대부분은 스트레스 등의 문제일 가능성을 열어두라는 것입니다.

웃음이 가져오는 통증 개선의 효과

이처럼 꾸준히 발전해온 대체의학의 성취는 대중요법에 기댔던 현대인들에게 새로운 길을 열어주었고, 영양요법, 해독요법, 심신안정요법 등 다양한 대체의학들이 발전하고 있는 가운데 긍정적인 마음 상태를 유지해 신체 면역력을 높여주는 웃음치료 또한 그 효용성을 인정받고 있습니다.

노먼 커즌스는 웃음을 통한 긍정이야말로 유효기간이 없는 최고의 약이라고 강조한 바 있습니다. 그에 의하면 모든 인간은 고통을 극복할 수 있는 능력을 스스로의 안에서 가지고 있다고 합니다. 또한 그는 웃음이야말로 우리 내면의 깊숙한 마사지라고도 말합니다. 그의 저서에 등장하는 아르투로 카스티요니의 〈의학사〉라는 책에도 다음과 같은 구절이 등장합니다.

"의사는 무엇보다도 환자의 행복을 생각해야 하고, 단순히 눈에 보이는 질병의 징후만이 아니라 그 정신과 늘 변화하는 환자의 상태에 주의해야한다. 그것이 성공적 치료의 한 요소이다.

현대의 과학적 의술이 출현하기 이전에 아니 그 이후에도 결코 과학적인 논리를 갖추지는 못했지만 환자를 편안히 해주고, 그것으로 증상에 바람직한 영향을 끼치는 능력을 갖춘 위대한 치료사가 있었다는 사실을 결코 잊어서는 안 된다. 뛰어난 과학자이면서도 평범한 진료밖에 못하는 사람도 있었다. 이처럼 역사는 과학과 의술의 분리가 늘 의료에 해를 끼친다는 사실을 말해준다."

이는 우리가 질병에 걸렸을 때 치료해야 하는 것은 비단 육체만이 아니며, 마음과 육체의 치료가 동시에 이루어질 때만이 진정한 질병 치료가 시작된다는 것을 보여줍니다.

3) 생활습관병도 막아주는 웃음의 기적

생활습관병을 이기려면 근원을 치료해야 한다

우리가 생활습관병이라고 부르는 병들은 대표적으로 당뇨병 고혈압, 심근경색, 고지혈증, 뇌경색 등입니다. 하지만 엄밀히 말하면, 일반적으로 우리가 겪는 불안증이나 작고 큰 통증, 잦은 감기 등도 엄밀히 말하면 생활습관과 긴밀한 연관이 있습니다. 평소 우리가 먹는 음식, 생활 패턴, 나아가 평소의 마음가짐 상태로 인해 차곡차곡 독을 쌓아왔다는 의미입니다.

이 때문에 생활습관병은 약물이나 수술만으로는 치료가 될 수 없습니다. 병을 가져온 원인이 무엇이고 그 원인을 근본적으로 제거하지 않는 한 얼마든지 재발할 수 있고, 따라서 이를 치료하려면 생활습관을 교정하고 평소 건강한 습관을 쌓아나가는 것이 훨씬 더 중요합니다.

암도 생활습관병이다

한 가지 더 살펴야 할 점은 현재 한국인의 사망원인 1위로 떠오른 암 역시 생활습관병의 일종으로 봐야 한다는 점입니다. 암이 생겨나는 메커니즘은 아주 단순합니다.

정상적인 우리 인체는 날마다 일정한 수의 암세포가 생겨나게 됩니다. 본래는 정상이었던 세포들이 농약, 식품첨가물, 살균제, 화학물질, 스트레스 등 다양한 외부 요인에 의해 암세포로 변화되는데, 이때 우리 몸의 면역기능이 강하면 그 증식을 억제하게 됩니다. 반대로 계속해서 발암 요인들이 지나치게 쌓이면 우리 몸의 자정 능력이 하락하고 과부하가 생기면서 암세포가 활동하게 됩니다.

그렇다면 이처럼 암세포가 발병하면 어떤 일이 일어날까요? 잘 알려져 있듯이 암세포의 특징은 무서운 증식입니다. 일반 세포는 2개로 세포 분열을 하고 난 뒤 하나는 신체 기능 유지에 사용되다가 사멸하고, 나머지 하나만 다시 세포분열에 사용되는 반면 암세포는 두 세포 모두가 세포분열을 하므로 증식 속도가 빠릅니다.

이렇게 암세포가 커지면 우리 몸의 영양이 이 암세포로 빨려 들어가 나머지 건강한 세포는 쇠약해지게 됩니다. 또한 암세포는 한 군데 머무르지 않고 혈액이나 림프액을 타고 다른 곳으로 전이되므로 일단 암에 걸리면 조속히 항암 치료를 받게 되는 것이 일반적입니다. 하지만 이 항암제라는 것이 과연 암 치료에 절대적이고 유일한 길이라고 믿습니까?

병은 5할이 마음에서 시작된다

일본 웃음학회 부회장이자 〈건강과 자요수학 연구소〉 소장인 노보리 미키오는 암 원인의 절반을 마음에서 찾고 있습니다. 그에 의하면 암은 우리 스스로가 만든 병이고 무리가 쌓여 만든 지나침이라고 합니다.

또한 그는 암의 원인에 대해, 첫째는 마음가짐이라고 했습니다. 비율로 보자면 생활습관이 2할, 먹거리가 3할, 그리고 마음가짐이 5할이라는 것입니다. 그의 암의 원인 결과 도표에도 흥미로운 발표가 등장합니다.

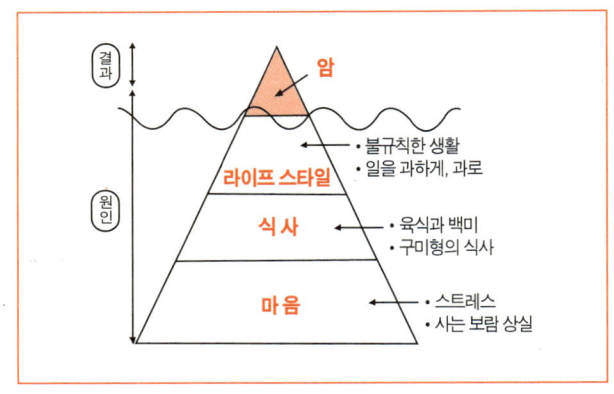

결
과

원
인

암

라이프 스타일
• 불규칙한 생활
• 일을 과하게, 과로

식사
• 육식과 백미
• 구미형의 식사

마음
• 스트레스
• 사는 보람 상실

출처: 암의 원인과 결과(가와타케 후미오 작성) 〈하하하 웃음건강법〉

일본 '암 환자학 연구소'의 대표 가와타케 후미오 씨가
만든 이 도표는 암의 가장 주요 원인 중에 하나가 과도한
스트레스와 삶에 대한 보람 상실이라고 말합니다.

후미오 씨가 이 도표를 만들게 된 계기는 그 자신의 경험
때문이라고 합니다. 직장을 다니면서 항상 과로하던 그는
신장암으로 신장 한쪽을 떼어내고 만신창이가 되었습니다.
그리고 병마와 투병하면서 새로운 사실을 깨달았습니다.
병에 걸린 원인의 많은 부분이 과도한 스트레스에 있었고,
이 마음가짐을 바꿔 원인을 제거하면 암이 재발하지 않으
리라는 깨달음을 얻게 된 것입니다. 그는 식단을 현미 중심

24

으로 바꾼 뒤 오랜 시간 동안 마음가짐의 변화를 도모했고, 15년 후 암을 재발 없이 완치할 수 있었습니다.

긍정과 웃음으로 암을 극복한 사람들

노보리 미키오 의학 박사의 〈하하하 건강법〉에서도 강한 긍정과 노력을 통해 암을 극복한 이들의 수많은 사례들이 등장합니다. 대표적인 것이 2003년 4월 도쿄에서 열린 '제 1회 천백인 집회' 입니다.

이 집회는 말기암과 진행암을 치유한 124명을 포함해 암 투병자 1200명이 모여서 진행한 것입니다. 수많은 사람들이 의사의 만류에도 불구하고 긍정적인 마음으로 똘똘 뭉쳐 생활 태도를 바꾸겠다고 다짐한 것입니다. 이들을 이곳으로 모이게 한 힘은 바로 마음이 바뀌면 몸이 바뀐다는 믿음이었습니다.

이 집회는 웃음과 긍정으로 암을 고친 이들이 기운찬 강연을 진행하면서 시작되었고, 이 강연들은 나머지 1200명의 암투병자들에게 "나도 낫는다, 반드시 낫는다!"는 믿음을 심어주기에 충분했습니다.

결과는 어땠을까요? 이곳에 참가한 암 투병자들은 각자의 웃음내시로 암을 이겨내는 방법을 찾아갔습니다. 위암 말기에 후지산을 등산했던 후쿠오카 M씨는 수술로 인해 비장, 담낭이 없는 상황에서 '서두르지 않는다, 안달하지 않는다. 허둥대지 않는다. 단념하지 않는다' 는 마음가짐으로 암을 극복했습니다.

또한 도쿄의 H씨도 악성 폐암 말기로 3년 생존률이 5%, 5년 생존률 0%인 상황에서 즐거운 만담으로 암을 극복했습니다.

그들은 새로 사업을 시작하면서 과도한 업무에 시달리면서 삶의 활력을 잃어버린 차에 암을 선고받았습니다. 하지만 그는 그 위기를 새로 태어나는 기회로 삼았습니다. 자신에게 벌어진 일들을 울고 웃으며 정직하게 받아들이자고 다짐했고 '생명의 만담' 이라는 제목으로 암 환자의 투병을 그려낸 만담들을 CD로 만들어 암 환자들에게 배포하기 시작했습니다. 자신의 삶을 소재 삼아 암 환자들을 돕겠다는 긍정의 마음가짐이 그를 살려낸 셈입니다.

웃으면 암세포에서 어떤 일이 벌어지는가?

웃음을 흔히 '1분의 마법'이라고도 부릅니다. 불과 1분 동안만 웃어도 암세포를 잡아먹는 NK세포와 T세포, 통증을 완화시켜주는 엔케팔린, 염증을 막아주는 항체 면역글로빈 A나 보조세포 3, 미생물체와 싸워주는 B세포, 바이러스를 공격하는 호르몬 감마 인터페론이 증가되기 때문입니다. 이는 그 어떤 값비싼 약도 가지지 못한 효능입니다.

특히 웃음은 암세포에도 지대한 영향을 미칩니다. 우리 몸에는 암 세포를 잡아먹는 NK세포라는 것이 존재합니다. 이 세포는 스트레스를 받으면 줄어들고, 크게 웃을 때는 그 활동성이 뚜렷이 증가하게 됩니다.

일본 오사카 의대 이와세 박사팀의 실험에 따르면 호쾌한 웃음은 NK세포를 14%나 증가시킨다고 합니다. 게다가 하버드 의대팀 역시 1~5분 정도 웃으면 NK세포가 5~6시간 지속적으로 증가하며, 그 효과가 12시간 이상 지속된다는 사실을 발표해서 주목을 받은 바 있습니다.

오다 히로시준 교수가 암을 이긴 사람들의 3가지 유형 분석

A : 자기가 하고자 하는 일을 성취한 사람. 일반 사람들은 이상하게 여길 일이라도 자신의 목표를 가지고 정진하면서 심리적인 자기 방위력을 높인 사람.

(ex. 빵을 4천 개 먹으면 나을 것이다. 평소 먹던 고기를 나을 때까지는 먹지 않겠다.)

B : 의사의 사형선고를 받고도 신의 은총과 신앙에 기대어 굳게 마음을 먹은 사람들.

(ex. 죽고 사는 것은 모두 하늘의 뜻이니 하루하루를 건실히 꾸려가겠다.)

C : 왜 암에 걸렸는지를 스스로에게 되묻고 그 원인을 찾아 수정하면서 인간적으로 성장한 사람들.

(ex. 인생 최대의 위기에 절망하지 않고 한 걸음 한 걸음 삶을 수정하고 나아가는 것이 병을 고치는 일이라고 믿은 사람. 암을 이기고 난 다음의 삶은 훨씬 건강한 것이 될 것이라고 믿는다.)

2장 행복한 웃음 유전자의 비밀

1) 우리는 어째서 웃지 않게 되었나?

아이가 400번 웃을 때 어른은 14번 웃는다

아이들은 생후 2~3개월 후 부터 자주 웃기 시작해서 평균 하루 400번 이상 웃는다고 합니다. 그러다가 6세가 되면 하루 300회 정도를 웃다가, 성인이 되면서 차츰 웃음을 잃어버리게 됩니다.

성인의 경우 하루에 평균 14회 웃는 것이 전부인데, 심지어 하루에 단 한번도 웃지 않고 지내는 사람도 적지 않습니다. 잘 웃으려면 마음이 긍정적이고 낙천적이어야 하는데, 사실상 성인들이 살아가는 세상살이가 만만하지 않기 때문일 것입니다.

그렇다면 아이는 어째서 그렇게 잘 웃는 것일까요? 모르긴 몰라도 아이들을 질병에서 지키고 면역력을 높이고자 하는 조물주의 혜택이 아닐까 싶습니다. 만일 면역력 약한 어린아이가 어른처럼 평소에 잘 웃지 않는다면, 성장 속도도 더딜 뿐만 아니라 각종 질병 발생률도 훨씬 높을 것이기 때문입니다.

성공의 굴레를 벗어던져라

현대인들을 상징하는 단어들 중에 대표적인 것들을 꼽아 보면, 도전, 행복, 성취 등과 같은 단어가 아닐까 싶습니다. 비단 우리나라뿐만 아니라 전 세계의 수많은 사람들이 오늘도 인생의 행복과 성공을 위해 남들보다 한 발 더 앞서가기 위해 전속력 달리기를 하고 있지 않습니까? 회사에서 좋은 실적을 내기 위해 야근도 마다 않고, 좋은 대학을 가거나 장학금을 타기 위해 남들보다 더 열심히 공부합니다. 여성들은 더 좋은 남편감을 만나기 위해 다이어트와 성형수술도 마다하지 않습니다.

우리는 태어날 때부터 웃음의 유전자를 가지고 있었고, 웃음이야말로 우리가 선택할 수 있는 가장 행복한 순간이

며 웃으면 복이 온다는 것도 잘 알고 있습니다. 하지만 나날이 전쟁인 상황에서 이제 웃음은 사치처럼 느껴집니다. 먹고살기도 바쁜데 넋 놓고 웃고 있는 사람은 바보라고 여깁니다.

무엇보다 한국 사람들이 감정 표현에 인색합니다. 서양 사람들과 동양 사람들을 비교해보면 명확히 보이는 게 바로 이 감정 표현의 차이입니다. 알고도 모른 척, 기뻐도 슬퍼도 모른 척하는 것이 미덕이고 체면이라고 여기니 남들 앞에서 배꼽 잡고 웃는 것은 부끄러운 일처럼 되어버렸습니다.

물론 성공도 중요하고 부자가 되는 것도 중요하고, 완벽한 삶을 사는 것도 행복일 것입니다. 하지만 막힌 하수구는 언젠가는 터지게 마련입니다. 그게 바로 고혈압이고 심장마비이고 암입니다. 가면을 오래 쓴 얼굴은 햇빛을 보지 못하게 마련입니다. 그것이 우울증이 되고 불면증이 됩니다.

물론 세상은 내 마음대로 굴러가지 않습니다. 하지만 딱 하나 우리 마음대로 할 수 있는 게 있습니다. 바로 우리가 가진 마음이라는 것입니다. 밝은 면을 바라보고 긍정적으로 살아갈지, 어두운 곳에서 비관만 하고 살아갈지를 결정하는 것은 오직 나 자신의 몫인 것입니다.

웃음은 가장 건강한 감정 표현이다

속상하고 화날 때 우리가 선택할 수 있는 해소 방법은 뭐가 있을까요? 어떤 사람은 술로 풀 테고, 어떤 사람은 친구를 찾습니다. 어떤 사람은 화를 내고 속을 끓입니다. 화를 풀자고 해놓고는 오히려 화를 더 돋우는 경우도 있습니다. 그런다고 문제가 해결되거나 위로가 되는 것도 아닙니다.

윌리엄 제임스의 명언 중에 '우리는 행복하기 때문에 웃는 것이 아니고 웃기 때문에 행복하다'는 말이 있습니다. 화가 머리끝까지 치밀 때, 우리가 할 수 있는 가장 건전한 감정 표현은 바로 웃음입니다. 딱 1분만 입을 크게 벌리고 억지로라도 웃다 보면 감정이 터져 나오면서 화가 가라앉는 것을 느낄 수 있습니다.

그래도 웃음이 안 난다면 개그 프로그램도 좋고, 인터넷 유머도 좋고, 무엇이든 나를 웃게 만들 수 있는 것을 찾아봐야 합니다. 처음에는 화난 일만 떠오르다가도 어느 순간에는 나도 모르게 입과 마음이 웃고 있는 것을 발견하게 될 것입니다.

2) 안 되면 억지로라도 웃어라

내가 먼저 웃어라

우리가 웃음에 대해 가지고 있는 오해가 하나 있습니다. 웃을 일이 있어야 웃는다는 생각입니다. 하지만 이런 생각은 누군가 나를 웃게 만들어주기를 넋 놓고 기다리는 것과 다르지 않습니다. 진짜 잘 웃는 사람들은 누가 나를 웃게 만들 때까지 기다리는 것이 아니라 자신이 웃음을 만들어 갑니다.

웃음치료 중에 특별히 웃기는 일이 없어도 박수를 치면서 크게 웃는 트레이닝 과정이 있습니다. 이는 우리 뇌가 억지웃음과 진짜 웃음을 구별하지 못해 억지웃음도 진짜 웃음과 비슷한 효과를 내기 때문입니다. 신 맛이 나는 레몬이나 오렌지를 떠올릴 때 그것을 먹지 않았는데도 입 속에 침이 고이는 것과 비슷하다고 할 수 있습니다.

혼자서 억지웃음을 짓기가 어렵다면, 펜으로 웃는 연습을 하는 펜 테크닉도 좋습니다. 이 펜 테크닉은 심리학자인 스트랙의 실험 결과를 통해 만들어진 것입니다.

당시 스트랙 박사는 같은 만화를 보여주면서 한쪽은 그냥 보도록 했고, 한쪽은 입에 펜을 물어서 억지로 미소를 짓게 만든 뒤 보도록 했습니다. 그 결과 펜을 물고 웃는 표정을 지은 실험 팀이 만화를 보며 더 큰 즐거움을 느끼는 것으로 나타났습니다. 이는 우리 몸과 감정이 유기적으로 연결되어 반응한다는 사실을 잘 보여줍니다. 현재 이 치료는 우울증 치료 등에 활발하게 적용되고 있습니다.

웃음은 운동이다

나아가 한국웃음연구소 이요셉 소장은 웃음을 운동이라고 말합니다.

"웃음의 운동효과를 보기 위해서는 무엇보다도 인식의 전환이 필요하다. 기존의 운동과 같이 웃음도 운동이라는 인식이 선행되어야 한다. 따라서 연습하면 누구나 잘 웃을 수 있다는 생각이 중요하다. 물론 예뻐지기 위한 웃음도 있겠고 이미지의 개선을 위해서 웃음 연습을 하는 사람도 많지만 기왕이면 웃음이 운동이라는 인식으로 크게 웃을 수 있어야 한다. 웃음을 운동으로 접근할 수 있다면 언제든지 웃을 수 있다. 이렇게 억지로라도 웃음 운동을 할 때에도 즐겁게 웃는 것만큼 효과가 있기 때문이다."

이요셉 원장의 이 언급은 운동도 현대인에게 얼마든지 중요한 운동이 될 수 있고, 따라서 달리기를 하거나 운동기구를 다룰 때 일주일에 몇 번, 몇 시간 운동을 할 것인지 계획을 짜듯이 웃음에도 전략과 방법이 있음을 말하고 있습니다. 이요셉 원장은 건강에 좋은 웃음 약 복용법을 다음과 같이 3가지로 제안했습니다.

첫 번째, 크게 웃자

웃음 중에 파안대소(破顔大笑)라는 웃음이 있습니다. 이는 입을 크게 벌리고 크게 웃는 것을 뜻합니다. 이처럼 최대한 입을 크게 벌려서 웃는 웃음을 지으면 우리 얼굴의 수많은 근육들이 함께 운동을 하게 되며, 이 움직임이 뇌하수체후엽을 자극해 엔돌핀을 분비시켜 심장위에 있는 흉선을 자극하게 됩니다. 이 흉선이 자극되면 면역계를 관장하는 T 임파구가 활성화되어 면역 시스템이 강해지게 됩니다.

두 번째, 10초 이상 웃자

같은 웃음도 건강에 더 좋은 웃음이 있는데 이 웃음은 날숨으로 길게 10초 이상 웃어야 효과를 보인다고 합니다. 날숨에는 우리 몸 안의 독소와 스트레스를 방출시키는 효과가 있을 뿐더러 웃음의 효과가 극대화되어 엔돌핀 분비가 왕성해지는 시점은 웃고 나서 10초에서 15초 정도라고 합니다. 때로 너무 크게 웃다보면 뒷목이 당기게 되는데 이는 엔돌핀이 왕성하게 분비되어 나타나는 증상입니다.

세 번째, 배와 온몸을 움직이자

깔깔깔 숨이 끊어질 정도로 웃다보면 배도 함께 출렁이게 됩니다. 이것이 일종의 내장 마사지가 됩니다. 오장육부가 운동을 하게 되면서 내장이 튼튼해지는 것입니다.

또한 웃을 때 손뼉을 치면서 발을 동동 구르면 전신운동
이 됩니다.

내가 먼저 웃으면 다 함께 행복해진다

두 사람이 마주보고 있을 때 한 사람이 먼저 웃으면 상대
도 자기도 모르게 미소를 짓게 됩니다. 이는 웃음에도 바이
러스처럼 전염성이 있기 때문입니다. 예를 들어 텔레비전
쇼 프로그램이나 시트콤 등에서 사람들 웃는 목소리를 녹
음해서 틀어주는 것을 많이 보셨을 것입니다.

이는 방송의 코미디 효과를 올리기 위한 장치로서, 다른
사람이 웃으면 나도 따라 웃게 되는 자연스러운 연쇄 반응
을 이용한 것입니다. 일부 신경과학자들에 의하면 우리 뇌
에는 타인이 웃으면 그 웃음소리에만 반응하는 웃음 감지
영역이 있습니다.

타인의 웃음소리를 듣게 되면 그 신호가 웃음 발생 영역
으로 전달되어 나 역시 웃게 되는 것입니다.

3) 생활 속에서 찾아보는 웃음치료

▶ 재미있는 코미디를 본다

웃음에는 여러 종류가 있는데 가장 좋은 것은 물론 능동적인 웃음일 것입니다. 하지만 자연스럽게 웃음이 터지는 상황이 아닐 경우라면 어떻게 할까요?

골치는 아프고 마음이 답답하다면 재미있는 영화나 코미디, 유머책 같은 자료를 충분히 이용하는 것도 좋은 방법입니다. 이를 자발적 혹은 비계획적 유머(spontaneous or unplanned humor)라고 하는데, 진정한 웃음 고수는 이처럼 일상생활에서 웃음을 찾는 사람이라는 점을 기억합시다.

▶ 펜 테크닉

억지웃음은 진짜웃음과 90% 이상 동일한 효과를 냅니다. 이때 펜 테크닉은 큰 도움이 됩니다. 일단 펜을 치아로 가볍게 물되, 가급적 펜이 입에 닿지 않도록 합니다. 이렇게 펜을 물면 볼 쪽의 대협골근이 수축되어 코 아래쪽이 미소를 띤 것처럼 보이는데 이 부분이 바로 웃음 근육입니다.

이 웃음 근육을 자극하면 근심과 우울함이 서서히 가라앉고 긍정적인 생각과 즐거운 감정이 서서히 떠오르게 됩니다. 어느 정도 익숙해지면 볼펜을 입에서 뺀 뒤 더 환하게 웃습니다. 이 펜 테크닉에 익숙해지면 불안하거나 짜증이 날 때 펜을 잠시 물고 있는 것만으로도 마음을 가라앉힐 수 있게 됩니다.

▶ 거울을 보고 웃는다

웃음을 이끌어내고 감정을 편안하게 만드는 좋은 방법 중에 하나가 거울을 보고 웃는 연습을 하는 것입니다.

우리의 감정은 신체적 반응을 동반합니다. 슬프거나 기쁜 생각만이 감정을 만들어내는 것이 아니라 주변 온도, 체온, 호르몬 분비 때문에 감정이 달라지기도 합니다.

이때 거울을 바라보며 자주 웃는 표정을 짓는 것만으로 좋은 호르몬 분비가 이루어져 감정을 기분 좋게 이끌 수 있습니다.

▶ 춤을 추거나 달리기를 한다

몸이 찌부둥하고 무거울 때 적절한 운동을 하거나 기분 좋은 몸 움직임을 하면 감정이 고조되고 몸 상태가 상승할 수 있습니다. 기분이 우울할 때 춤을 추거나 달리기를 하면 곧바로 기분이 상승되는 것도 이 때문입니다.

▶ 햇살을 많이 받으며 즐거운 음악을 듣는다

음악도 마찬가지입니다. 우리의 감정은 소리나 빛 등의 주위 환경에 잘 동화됩니다. 분위기 있는 불빛 아래에서는 감상적이고 로맨틱해지는 것과 마찬가지입니다.

밝은 햇살은 우리 몸에 꼭 필요한 세로토닌이라는 안정 물질을 분비시켜줍니다. 여기에다 밝고 즐거운 음악을 들으면 우리 감정도 밝은 것에 동화될 수 있습니다.

▶ 모두 함께 할 일을 찾는다

웃음은 전염성이 큽니다. 따라서 무엇을 하건 재밌는 일을 할 때는 함께 하는 것이 좋습니다. 코믹 영화를 봐도 좋고, 신나는 스포츠 경기를 관람해도 좋습니다.

웃고 넘어갑시다!··

선택의 어려움

5위: 자장면이냐 짬뽕이냐….
4위: 모범택시 잡았는데 뒤에 일반택시가 올 때.
3위: 엄마가 맞고 대답할래, 대답하고 맞을래? 할 때.
2위: 우산 챙겼는데 비 그칠 때.
1위: 막차 오는데 화장실 가고 싶을 때.

북한이 남한을 넘어오지 못하는 5가지 이유

1. 거리에서 총알 택시가 너무 많다!
2. 골목마다 대포 집이 너무 많다!
3. 간판에는 부대 찌개가 너무 많다!
4. 술집에서는 폭탄 주가 너무 많다!
5. 대부분의 가정이 핵 가족으로 무장되어 있다!

3장 건강한 삶을 위한 웃음장수법

1) 웃음은 신이 내린 가장 큰 선물

질병 치료의 절반은 환자의 몫이다

앞에서도 살펴보았듯이 웃음치료는 언제 어디서나 할 수 있는 최고의 건강법이자, 일상 속에서 지속적으로 이루어질 때 가장 큰 효과를 내게 됩니다. 웃음은 아무리 꺼내 써도 마르지 않는 샘과 같으니 많이 웃을수록 마음도 몸도 더 건강해지는 것입니다.

2004년 세계적인 영화제인 칸 영화제에서 심사위원대상을 차지한 〈올드보이〉라는 영화를 기억하시는지요? 당시 이 영화는 한국 영화 최초로 칸 영화제 심사위원대상을 수상했을 뿐 아니라, 복수와 스릴 넘치는 스토리 전개로 엄청난 인기를 끈 바 있습니다. 그런데 이 영화에 등장하는 명대사가 하나 있습니다.

"웃어라, 온 세상이 너와 함께 웃을 것이다. 울어라. 세상에서 너 혼자 울게 될 것이다."

문장 자체가 멋있기도 하지만, 나아가 이 문장은 웃음이란 무엇이고 슬픔이란 무엇인지를 보여줍니다. 즉 슬플 때는 스스로가 혼자라고 느껴도, 우리가 기뻐서 웃을 때는 주변 상황이 어떻든 세상 전체가 웃는 것처럼 보인다는 것입니다.

그런데 이 장에서는 한 가지 더 놀라운 사실을 밝혀보고자 합니다. 이 웃음이 질병 치료와도 연관이 있다는 사실입니다. 한 예로 같은 병에 걸려도 사람마다 그 회복 속도가 다르게 나타납니다. 이는 질병을 겪어본 사람은 물론, 환자를 간호해본 적이 있는 분들도 직접 확인한 사실일 것입니다. 그렇다면 이런 차이는 어디서 생겨나는 것일까요?

이에 대해서는 아직도 많은 의견이 있지만, 많은 학자들에 의하면 우리의 병의 많은 부분은 심리적 고통과 체념 속에서 더 악화된다고 합니다. 한 예로 몸에 병마가 침입했을 때 인체는 서서히 무너지게 됩니다.

이때 균형을 잃고 무너지는 것은 비단 육체뿐만이 아닐 것입니다. 동시에 우리의 마음도 저울추를 잃고 수많은 비관적인 생각을 하게 됩니다.

문제는 이런 같은 상황에서도 누군가는 비관에 빠지지 않고 긍정적인 의지로 그 병과 맞선다는 사실입니다. 이에 대해 웃음치료의 아버지 노먼 커즌스는 "환자 자신도 질병 치료에 책임을 져야 한다"는 말로 환자 자신의 의지가 병 치료에 얼마나 큰 영향을 미치는지를 주장한 바 있고, 나아가 그의 책 〈웃음의 치유력〉의 추천사를 쓴 르네 뒤보 역시 다음과 같은 말로 질병과 의지의 상관성을 규명한 바 있습니다.

"나는 아주 오래 살기 위해서는 그가 자신의 회복에 도입한 육체적, 심리적 자질이 반드시 있어야 한다고 믿는다. 100세까지 살기 위해서는 육체가 본래 가지고 있는 질병에 대한 저항 기능을 활성화할 수 있는 삶의 의욕이 반드시 필요하다."

- 〈웃음의 치유력〉 추천사 중에서

이는 웃음치료의 아버지 노먼 커즌스가 웃음에 관심을 가지고 깊이 연구하게 된 계기만 봐도 알 수 있습니다.

그가 웃음에 질병 치료 효과가 있음을 깨닫게 된 건, 자신의 질병 때문이었습니다. 어느 날 그는 강직성 척수염이라는 진단을 받았습니다. 강직성 척수염이란 뼈와 근육이 굳어져 가는 병으로서 그때부터 그의 삶은 나락으로 떨어졌습니다.

그런데 어느 날, 반쯤 체념하고 있던 차에 그는 놀라운 사실 하나를 발견했습니다. 우연찮게 코미디 프로그램을 보고 나니 통증이 줄어든 것을 느낀 것입니다. 이후 그는 웃음과 통증 해소에 관심을 가지게 되었고, 꾸준한 관찰 결과 15분 동안 웃자 2시간 동안 통증이 사라진다는 것을 발견해 이를 웃음치료로 발전시켰습니다.

또한 이 치료법으로 자신의 병을 치료했을 뿐 아니라 캘리포니아 대학 부속병원에서 본격적으로 연구를 시작해 현재 우리가 웃음치료라고 부르는 요법을 탄생시켰습니다.

스트레스는 현대인의 건강을 공격 대상으로 한다

사실상 인간사 복잡한 곳을 깊이 들여다보면 항상 행복할 수만은 없습니다. 아시다시피 현대사회에서 스트레스는 항상 우리 주위에 도사린 복병입니다. 직장에서의 업무는 물론 복잡한 인간관계, 미래에 대한 불안 등이 늘 우리 주변에 도사리고 있는 것입니다. 그런데 문제는 이 스트레스가 지나치거나 만성화될 경우 우리 몸의 균형을 유지해주는 자율신경계가 무너져 수많은 난치병들이 발생한다는 점입니다.

그렇다면 이 스트레스에서 우리를 지킬 수 있는 방법은 무엇일까요? 과연 지금 당장 직장을 그만두고, 육아에서 돌아서고, 사랑하는 사람들로부터 멀어져야 할까요? 아마 그럴 수는 없을 것입니다.

여기서 우리가 알고 있어야 하는 사실이 하나 있습니다. 현대인의 적이라고 불리는 스트레스도 결국은 관리가 가능하다는 점입니다.

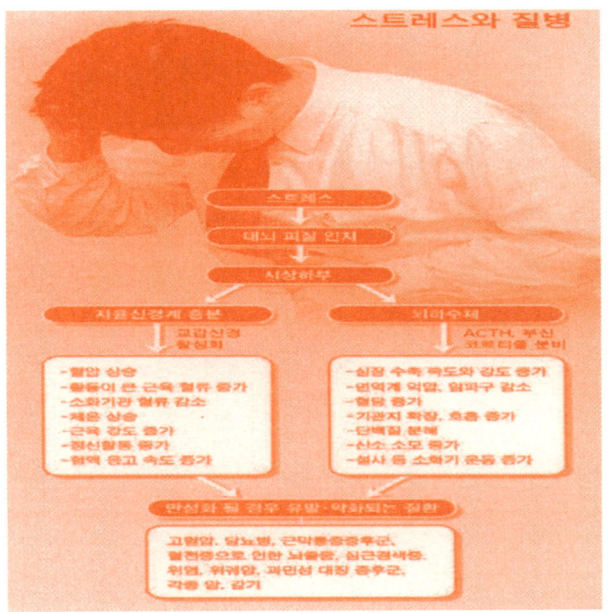

스트레스와 질병

- 스트레스
- 대뇌 피질 인지
- 시상하부
- 자율신경계 흥분 / 뇌하수체
- 교감신경 활성화 / ACTH, 부신 코르티솔 분비
- 혈압 상승
- 활동에 쓴 근육 혈류 증가
- 소화기관 혈류 감소
- 체온 상승
- 근육 강도 증가
- 정신활동 증가
- 혈액 응고 속도 증가
- 심장 수축 박동와 강도 증가
- 면역계 억압, 임파구 감소
- 혈당 증가
- 기관지 확장, 호흡 증가
- 단백질 분해
- 산소 소모 증가
- 설사 등 소화기 운동 증가
- 만성화 될 경우 유발·악화되는 질환
- 고혈압, 당뇨병, 근막통증증후군, 혈전증으로 인한 뇌졸중, 심근경색증, 위염, 위궤양, 과민성 대장 증후군, 각종 암, 감기

출처 – 〈조선일보〉 2005년

마음을 바꾸면 세상이 달라진다

스트레스는 결과적으로 우리 생각과 마음가짐에서 생겨
납니다. 여기서 오래된 옛 이야기를 한번 되짚어봅시다.

예전에 우산 장수와 부채 장수 아들을 둔 어머니가 있었
습니다. 이 어머니는 이 두 아들에 대한 사랑이 지극하기로

유명했는데 날이 궂으나 좋으나 항상 아들 걱정에 잠을 이루지 못했습니다. 비가 오는 날이면 부채 장수 아들이 부채를 못 파니 울고, 날이 좋으면 우산 장수 아들이 우산을 못 파니 슬퍼졌던 것입니다.

어머니의 극진한 사랑과 염려는 뭐랄 것이 못 되지만, 만일 상황을 바꾸어 생각했더라면 어땠을까요? 비가 오면 우산 장수 아들이 우산을 잘 팔아 좋고, 날이 좋으면 부채 장수 아들이 승승장구하니 그 또한 좋다고 생각했더라면 어땠을까요?

아마 같은 상황에서도 이 어머니의 마음은 달랐을 것이고, 따라서 불필요한 슬픔이나 스트레스도 쌓이지 않았을 것입니다.이처럼 스트레스란 긍정적인 관점을 통해 얼마든지 예방과 관리가 가능하다는 것입니다.

또한 이것을 어떻게 관리하는가에 따라 한 사람의 삶의 방향을 바꿔놓을 수도 있습니다. 영국의 하드필드 박사에 의하면 스스로에게 " 넌 틀렸어. 이젠 끝났어!" 라고 자괴감에 빠질 경우 우리는 실제 능력의 30%도 발휘하지 못한다고 합니다.

그러나 반대로 "넌 할 수 있어! 넌 특별해!"라는 자신감

을 가지게 되면 무려 자기 능력의 500%까지 발휘한다고
합니다. 그리고 바로 이 자신감과 기쁨, 신바람을 찾아줄
수 있는 가장 큰 원동력이 바로 웃음에 있습니다.

2) 웃음으로 질병을 치료한다

앞서 살펴보았듯이 이 웃음치료가 대중화되기 시작한 것
은 노먼 커즌스에 의해서였습니다. 동시에 심리학자인 로
버트 홀덴(Robert Holdec) 역시 웃음치료 개발의 선구자였
습니다. 홀덴 박사는 '웃음 요법'은 행복을 가져올 뿐만 아
니라 건강도 가져온다며, 웃음이 우리 몸의 건강을 돌보고
질병을 예방한다고 주장했지요.

그런데 놀라운 점은 이 웃음치료는 스트레스가 과도한
지금 같은 환경에서뿐만 아니라 아주 오랜 고대에도 존재
했다는 점입니다.

고대의 의사 밀레투스의 〈인간의 특성〉이라는 의학서적
을 보면 이런 문장이 나옵니다. "웃음의 어원은 헬레(hele)
라는 단어인데, 이 단어의 의미는 건강(health)"이라는 것
입니다. 이는 고대인들도 우리와 다를 바 없이 웃음이 건강

을 지키기 위한 중요한 요소라고 생각했음을 의미한다고 볼 수 있습니다. 첨단화된 현대의학이 웃음의 생리적 효과를 규명하기 훨씬 전부터 웃음과 건강은 밀접한 관계라는 것을 알고 있었던 것입니다.

이뿐만이 아닙니다. 웃음에 대한 연구와 언급은 인류 역사 이래 의학 분야에서 항상 중요하게 다루어져 왔습니다. 오래된 한 기록에 의하면 13세기 초에도 일부 외과 의사들이 수술 받는 환자들의 고통을 덜어주기 위해 웃음치료를 이용했다고 합니다.

또한 16세기의 로버트 버튼(Robert Burton)이라는 의사는 우울증 치료에 웃음을 적용했으며, 리차트 멀캐스터(Richard Mulcaster)라는 이도 웃음을 신체를 단련시키는 운동 요법으로 이용했다고 합니다.

또한 17세기에는 허버트 스펜서(Herbert Spencer)라는 이가 과도한 긴장감 완화를 위한 요법으로 웃음을 적용한 바 있습니다. 또한 19세기에는 고트립 후펠란트(Gottlieb Hufeland)는 웃음을 소화제로 사용했으며, 20세기에도 제임스 월시(James Walsh)라는 미국 의사가 웃음을 내장 기관을 자극해 활성화시키는 방법으로 이용했다고 합니다.

웃음은 신체와 마음의 운동이다

이처럼 웃음이 다양한 치료에 사용된 이유는 웃음의 의학적 효과들 때문입니다. 의학계의 연구에 의하면, 우리가 한 번 웃을 때 움직이는 근육은 무려 231개나 되고, 이중에 얼굴 근육만 해도 총 15개가 움직이게 됩니다. 이 얼굴 근육이 움직이면 뇌가 적당한 자극을 받아 긴장이 풀리게 됩니다. 또한 큰 소리를 내서 웃으면 산소 섭취량이 증가해서 심호흡 효과를 가져와 세포가 활성화되게 됩니다. 이 때문에 큰 웃음을 1분 여 동안 웃으면 10분간 조깅을 한 것과 비슷한 효과가 난다고 합니다.

▶ 웃음의 효과를 30년간 연구한 스탠퍼드 의과대학의 윌리엄 프라이 박사

"하루 3분간 유쾌하게 웃는 것은 10분간 노 젓기 운동을 한 것과 비슷한 효과를, 20초 동안 크게 소리 내서 웃으면 5분간의 에어로빅을 하는 효과를 얻을 수 있다."

▶ 미국 인디애나 주 불 메모리얼 병원

"하루 15초씩 웃으면 수명이 이틀 더 연장된다."

▶ 미국 UCLA 대학병원의 프리드 박사

"하루 45분 웃으면 고혈압이나 스트레스 같은 현대병 치료가 가능하다."

나아가 웃음은 우리 마음을 지배하는 메커니즘과도 연결됩니다. 우리 몸에는 교감신경과 부교감신경이라는 두 가지 자율신경이 존재합니다. 이 두 자율신경은 우리 장기의 균형과 안정에 관여하는데, 이중에 교감신경은 크게 자극될 경우 놀람, 불안, 초조, 짜증 같은 감정을 분출해 우리 몸의 장기를 상하게 만듭니다.

반면 웃음을 통해 장기의 안정을 도모하는 부교감신경을 자극할 경우, 인체의 심장이 천천히 뛰게 되면서 스트레스와 분노, 긴장을 완화하게 되는데 웃음은 이 부교감신경을 작동시키는 최고의 원동력입니다.

웃음이 인체에 전달되는 효과는 무엇인가?

1. 뇌하수체에서 엔돌핀이나 엔케팔린 같은 자연 진통제가 생성된다.
2. 부신에서 통증과 신경통과 같은 염증을 낫게 하는 신비한 화학물질이 나온다.
3. 동맥이 이완되었기 때문에 혈액의 순환과 혈압이 낮아진다.
4. 웃음은 신체의 전 기관에 긴장 완화를 준다.
5. 웃음은 혈액 내의 코티졸의 양을 줄여준다.
6. 스트레스와 분노, 긴장의 완화로 심장마비를 예방한다.
7. 웃음은 심장 박동수를 높여 혈액순환을 돕고 몸의 근육에 영향을 미친다.
8. 뇌졸중의 원인이 되는 순환계의 질환을 예방한다.
9. 암 환자의 통증을 경감시킨다.
10. 3~4분의 웃음은 맥박을 배로 증가시키고 혈액에 더 많은 산소를 공급한다.
11. 가슴과 위장, 어깨 주위의 상체 근육이 운동을 한 것과 같은 효과를 얻는다.

웃음은 사랑을 불러일으킨다

일단 웃기 시작하면 멈출 수 없을 때, "웃음보가 터졌다"고 말합니다. 그런데 이렇게 '웃음보'라고 부르는 곳이 실제로 우리 몸 안에 존재합니다. 우리가 웃을 수 있는 것은 왼쪽 대뇌의 사지통제 신경조직 바로 앞, 표면적 4㎠ 즉, 왼쪽 전두엽의 아래와 뇌 중간 윗부분이 겹치는 영역에서 웃음을 발생시키기 때문이라는 것입니다.

이 부분은 이성적인 판단을 주관하는 전두엽과 감정을 담아내는 변연계가 만나는 곳으로서 "A10 영역"이라 불리기도 하고, 동시에 도파민이라는 신경 전달 물질이 많은 신경세포들로 가득 차 있는데, 사고나 뇌출혈 등으로 이 부분을 다친 사람들은 웃는 능력이 사라진다고 합니다.

나아가 이 도파민이라는 호르몬은 아주 중요하고도 신비로운 호르몬 중에 하나입니다. 쉽게 말해 도파민은 사랑에 빠졌을 때 나오는 호르몬입니다.

사랑에 빠진 연인들의 뇌 활동을 연구해 온 미국의 럿거스대 헬렌 피셔 교수에 의하면, 사랑은 갈망 → 끌림 → 애착 이라는 3단계를 거치게 되는데, 처음 단계에서 도파민은

끌림을 느끼면서 상대에게 매혹되는 순간에 나타납니다.

이를테면 상대를 생각만 해도 황홀하고, 얼굴만 봐도 웃음이 나오고, 작은 한 마디에도 감동을 받는다는 느낌이 바로 도파민의 작용입니다. 다시 말해 우리가 자주 많이 웃게 되면 이 호르몬의 분비가 활발해져서 전두엽과 변연계를 자극해 행복과 기쁨을 느끼게 되고, 이것이 우리 몸의 활성화에 도움을 주는 것입니다.

즉 웃음은 우리 마음에 연인을 사랑할 때와 비슷한 충족감과 기쁨을 안겨줌으로써 우리에게 생각지도 못한 선물을 주고 있는 셈입니다.

3) 웃음과 장수의 관계성은 무엇인가?

우리나라 역사를 다룬 텔레비전 사극을 보면서 아마 "어휴, 왕으로 태어났으면 어쩔 뻔했나?" 하는 고민을 한번쯤 해보았을 것입니다. 대부분의 왕들은 권력다툼의 틈바구니에서 갈등하고 백성들의 원성을 사곤 합니다. 한 개인의 삶으로서는 답답하기 그지없는 삶인 것입니다.

그런데 이들에게는 좋은 식사와 여흥 외에 숨겨진 건강 비결이 또 하나 있습니다. 바로 광대들입니다. 실제로 한 역사 기록에 의하면 엄청난 국사의 스트레스 속에서 일해야 하는 우리나라 왕들에게는 웃음을 전수하는 게 직업인 전속 개그맨들이 있었다고 합니다. 이름 하여 '웃음내시'들입니다.

이 웃음내시들은 왕에게 재미있는 이야기를 해주거나 즐거운 상황들을 만들어 왕을 웃게 만드는 것이 임무였다고 합니다. 이들은 왕이 보약이나 술이 아닌 웃음을 통해 국사의 스트레스와 근심을 신바람 나게 날려버릴 수 있도록 도왔던 셈입니다.

이는 모두가 지켜보는 가운데 위신을 지키고 살아가야 하는 왕에게는 중요한 지혜가 아닐 수 없습니다. 많은 왕들이 대부분 단명하긴 하였지만 그럼에도 오랫동안 장수한 왕들도 적지 않은 것을 보면 이 웃음내시들의 역할도 가히 지대했을 것입니다.

웃음의 생리적 효과

장수와 웃음의 관계를 연구한 많은 학자들에 의하면, 건강하게 오래 산 노인들은 '걱정이 적고 활기차며, 항상 웃는 습관'을 가진 사람들입니다. 이들은 왕들처럼 옆에서 늘 웃겨주는 웃음내시가 없어도 스스로 웃을 거리를 찾고 건강한 삶을 지향합니다. 바로 그 자신이 웃음내시였기 때문입니다. 그렇다면 이들의 웃음은 이들의 장수에 어떤 영향을 미쳤을까요?

웃음과 건강의 관계를 규명한 대표적인 학자인 미국 스탠퍼드 대학의 프라이 박사는 오랜 연구를 바탕으로 웃음의 생리적 효과를 다음과 같이 설명했습니다.

첫째는 자연 진통효과입니다.

웃을 때 뇌하수체에서 엔돌핀과 같은 자연 진통제가 분비되어 고통을 잊게 해준다는 것입니다.

둘째는 자연 항염효과입니다.

우리가 웃으면 부신에서 염증을 낮게 하는 화학물질이

나와 염증을 완화시킨다고 합니다.

셋째는 면역력 증강 효과입니다.

웃음은 우리 면역력을 높여 성인병에 대한 저항력을 높여준다는 것입니다. 또한 미국 홉킨스병원이 펴낸 정신건강 책자에서도 '웃음은 내적 조깅'이라는 서양속담을 토대로 웃음의 긍정적인 측면을 소개하고 있습니다.

임상 결과도 마찬가지입니다. 홉킨스 병원의 연구진은 실험을 통해 웃음이 가진 효과를 이렇게 정의했습니다.

"순환기를 청소한다. 소화기를 자극한다. 혈액순환을 높인다. 혈압을 내려준다. 근육의 긴장을 완화한다. 엔돌핀 분비를 늘린다. 스트레스, 긴장, 근심을 해소한다."

즉 굳이 웃음내시가 옆에서 웃음을 선사하지 않아도 스스로 웃음 내시를 키우면 질병과 대적하는 최고의 방패를 얻을 수 있습니다.

부정적인 생각을 멀리하기

우리는 말 그대로 오만가지 생각을 하면서 살아갑니다. 미국의 유명한 심리학자이며 동기부여가인 쉐드 헴스테더의 연구 결과도 같은 사실을 말하고 있습니다. 그에 의하면 인간은 하루에 무려 5~6만 가지의 생각을 한다고 합니다. 그런데 문제는 이 많은 것들 중에 새로운 생각은 고작 5%에 불과하다는 점입니다. 나머지 95%는 과거에 생각했던 것들을 반복해서 돌이키는 것이지요.

더 큰 문제는 이 5~6만 가지의 생각들 중에 75%는 부정적인 생각이라는 점입니다. 다시 말해 인간이 하루에 떠올리는 긍정적인 생각은 전체 생각의 고작 25%에 불과한 것입니다. 5~6만 가지의 생각들 중에 3~4만 가지가 부정적인 생각이고, 이것이 온종일 우리 머릿속을 지배하고 있다고 상상해보십시오. 어떻습니까?

마음도 몸도 괴롭지 않을 수 없을 것입니다. 앞서 장수한 사람들의 특징을 살펴보았듯이, 오래 건강하게 장수하는 삶은 바로 이 부분을 교정하면서 시작됩니다. 최대한 부정적인 생각을 멀리하고 내가 가진 긍정의 힘을 최대한 폭발적으로 사용하는 것입니다. 많이 웃어본 사람들은 하나같이 아무리 고통스러운 상황에서도 신나게 웃을 수만 있다면, 그 순간만큼은 부정적인 생각들이 사라진다고 말합니다. 아무리 심한 우울증도 웃음 앞에서는 힘을 쓰지 못하는 것입니다.

이처럼 웃음이란 우리 생각체계가 부정적 사고라는 감기에 감염되지 않도록 도와주는 정신의 항생제와 같습니다.

되고 법칙을 아시나요

그대는 '되고 법칙'을 아는가?
돈이 없으면 돈은 벌면 되고
잘못이 있으면 잘못은 고치면 되고
안 되는 것은 되게 하면 되고
모르면 배우면 되고
부족하면 메우면 되고
힘이 부족하면 힘을 기르면 되고
잘 모르면 물어보면 되고
잘 안되면 될 때까지 하면 되고
갈 길 없으면 길을 만들면 되고
기술이 없으면 연구하면 되고
생각이 부족하면 생각을 하면 되고
내가 믿고 사는 세상을 살고 싶으면
거짓말, 속이지 않으면 되고
미워하지 않고 사는 세상을 원하면
사랑하고 용서하면 되고
사랑받으며 살고 싶으면
부지런하고, 성실하고, 진실하면 되고
세상을 여유롭게 살고 싶으면
이해하고 배려하면 되고
해 보라!! 된다!!

이와 같이 '되고 법칙'에 대입해서 인생을 살아가면
안 되는 것이 없는 것이다.

직업별 최고의 거짓말

남대문 리어카 아저씨 : 이거 밑지고 파는 거예요.

정치가 : 단 한 푼도 받지 않았습니다.

신인 배우 : 외모가 아닌 실력으로 인정받고 싶어요.

사 장 : 우리 회사는 바로 사원 여러분의 것 입니다.

노동자 : 내일 당장 때려치운다!!

교장 선생님 : (조회시간) 에..., 마지막으로 한 마디만 간단히
                         하겠습니다.

간호사 : 이 주사는 하나도 안 아파요.

연예인 : 우린 그냥 친구 사이일 뿐이에요!

매니저 : 이거 ㅇㅇㅇ 기자한테만 말하는 건데...

엄 마 : 대학 가면 살 빠지니까 지금은 부지런히 먹어.

선생님 : 이건 꼭 시험에 나온다!

웨딩 사진사 : 내가 본 신부 중에 젤 예뻐요.

비행기 조종사 : 승객 여러분 아주 사소한 문제가 발생 했습니다.

A/S 기사 : 이런 고장은 처음 봅니다.

약장수 : 이 약 한 번 잡숴 봐! 팔 다리 어깨, 허리, 간장, 위장,
              소장, 대장이 다 시원해져!

수석 합격생 : 잠은 충분히 자고, 학교 공부만 충실히 했고,
교과서 위주로 공부 했습니다.

미스 코리아 : 그럼요! 내적인 미가 더 중요하죠.

중국집 주인 : 아이구, 음식 갖고 금방 출발했습니다.

학원 원장 : 전국 최고의 합격률을 자랑하죠.

모범생 : 아휴! 이번 시험은 완전히 망쳤다.

옷 가게 주인 : 어머! 언니한테 딱이네. 완전 맞춤복이야.

4장 웃음치료, 내 몸을 살린다

웃음은 절망에 빠진 사람을 절망에서 구하고, 슬픔에 빠진 사람을 슬픔에서 구합니다. 또 하나, 웃음은 질병에 빠진 사람을 질병에서 구하기도 합니다. 바로 이 때문에 많은 웃음 전문가들은 알약 10개보다 더 효과 좋은 것이 바로 1분의 웃음이라고 말합니다!

그렇다면 과연 우리가 웃을 때 우리 몸은 어떻게 반응할까요? 많은 웃음 전문가들이 웃음을 마음을 가볍게 할 뿐만 아니라 일종의 전신운동이자 질병 예방의 최고 파수꾼이라고 말합니다.

지금부터 웃음이 우리 몸 구석구석에 어떤 영향을 미치는지를 함께 살펴보도록 합시다.

1) 웃으면 뇌가 건강해진다

웃음은 우리 뇌의 활성에 지대한 영향을 미칩니다. 웃음이 터지면 우리 몸은 긴장 상태를 풀고 편안해지는데 이때 우리 뇌는 알파파와 베타파가 증가하게 됩니다. 이처럼 알파파와 베타파가 증가하면 뇌의 혈액량이 늘어나면서 뇌혈류가 원활해지게 됩니다.

2) 웃음은 면역력을 높인다

웃음이 가져오는 대표적인 효과 중에 하나가 바로 면역계의 활성화입니다. 18년간 웃음의 의학적 효과를 연구해 온 미국의 리버크 박사의 1996년 실험 결과 발표가 이 점을 증명합니다.

리버크 박사는 폭소 비디오를 보고 난 실험자의 혈액을 채취해서 항체를 조사했는데, 그 결과 면역에 관여하는 임파구들(T세포, B세포)을 자극하는 병원균 항체 인터페론 감마호르몬의 양이 무려 200배나 증가한 것을 발견하고 이를 학회에 발표했습니다.

또한 그는 2001년에는 암세포를 공격하는 NK세포(자연 살상세포)가 웃음에 의해 강력하게 활성화된다는 사실을 실험으로 증명하기도 했습니다.

이외에도 웃음은 우리 몸의 호흡기와 소화기에 있는 면역 글로불린 A를 증가시켜 호흡기와 소화기 질환을 예방해 주는가 하면, 몰핀보다 200배나 효과가 강하다는 엔돌핀을 증가시켜 기분을 좋게 만들어 줍니다. 혈전 생성을 막아주는 플라스미노겐 증가도 눈에 띕니다.

3) 웃음은 우울증을 치료한다

최근 웃음치료는 질병 환자들뿐만 아니라 정신치료와 스트레스 완화 요법 등의 치료 프로그램 일부로 활용되고 있습니다. 상황에 따라 집단으로 혹은 개별적으로 실시하는데, 영화나 오디오 자료, 책, 게임 등 웃음을 유발할 수 있는 자료를 사용해 웃음을 유발하기도 하고, 일종의 운동으로써 반복적으로 크게 웃거나 미소를 짓는 기법을 활용하는 등 다양하게 활용되고 있습니다.

4) 웃음은 알레르기를 개선시킨다

일본 교토(京都) 우니티카 중앙병원 기마타 하지메 박사 팀이 최근 미국의학협회저널(JAMA)에 획기적인 논문 하나를 발표했습니다. 한 알레르기 환자가 찰리 채플린의 희극 영화를 본 뒤 증상이 개선된 것을 증명한 것입니다.

실험 경과를 살펴보니, 채플린 영화를 본 환자들은 알레르기로 인해 발생하는 피부의 태흔(苔痕)이 줄어든 데 반해, 일반 비디오를 시청한 환자군에서는 아무 변화도 나타나지 않았다고 합니다.

5) 웃음은 당뇨병을 낫게 한다

심지어 최근에는 웃음이 당뇨병 환자에게도 치료 효과를 가진다는 사실이 발견되어 화제가 되고 있습니다. 일본 국제 과학 진흥 재단의 '심(心)과 유전자 연구회'에서 중장년 당뇨병 환자 21명을 대상으로, 만담 공연 등 재미있는 공연을 보게 해서 실컷 웃게 했더니 식후 혈당치가 크게 낮아진 것입니다.

6) 웃음은 심혈관을 튼튼히 한다

크게 웃게 되면 우리 몸은 혈관을 이완시켜서 혈압이 떨어지게 됩니다. 뿐만 아니라 호흡이 커지면서 산소 이용도를 증가시켜 몸의 순환을 촉진시키게 됩니다.

7) 웃음은 통증을 제거한다

우리가 웃을 때 분비되는 엔돌핀과 엔케팔린(enkephalin)은 대표적인 통증 경감 신경전달물질로서 크게 웃으면 통증에 대한 내인성을 높아지게 됩니다. 또한 대표적인 스트레스 호르몬으로 알려진 코티졸의 혈액 내 농도도 감소시킵니다.

프로와 아마추어의 차이

1. 프로는 불을 피우고, 아마추어는 불을 쬔다.
2. 프로는 남의 말을 잘 들어주고, 아마추어는 자기 이야기만 한다.
3. 프로는 행동으로 보여 주고, 아마추어는 말로 보여준다.
4. 프로는 자신에게 엄하고 남에게 후하지만, 아마추어는 자신에게 후하고 남에게 엄하다.
5. 프로는 평생 공부를 하지만, 아마추어는 한 때만 공부한다.
6. 프로는 결과보다 과정을 중시하고, 아마추어는 결과에 집착한다.
7. 프로는 사람을 소중히 여기고, 아마추어는 돈을 소중히 여긴다.
8. 프로는 독서량을 자랑하지만, 아마추어는 주량을 자랑한다.
9. 프로는 창조를 하고, 아마추어는 모방을 한다.
10. 프로는 솔선수범하고, 아마추어는 주어진 일에 안주한다.
11. 프로는 공유하려 하고, 아마추어는 독점하려 한다.

5장 웃음과 건강, 무엇이든 물어보세요

Q : 암 선고를 받은 사람입니다. 요즘 들어 의기소침한 마음에 웃음치료를 알아보고 있습니다. 병에 걸린 사람도 활기차고 의욕적으로 살아가면 더 건강한 삶을 누릴 수 있을까요?

A : 우리 마음은 우리 신체와 무관하지 않습니다. 이를테면 우리가 입버릇이라고 하는 것들이 있습니다. "뭘 해도 안 될 거야."라고 말하는 사람은 어떤 일을 해도 이뤄내기가 어렵다는 것을 아실 것입니다.

반대로 "병에 걸린 건 바꿀 수 없으니, 남은 인생 덤이라고 생각하고 잘 살아보자." 하는 분들은 같은 병을 앓아도 현재에 집중하고 즐거움을 찾을 수 있습니다. 이런 생활을 하다보면 자연스레 웃을 일도 많아지고, 그 웃음이 우리 몸에 작용해 좋은 효과를 내는 선순환이 계속해서 반복되게 됩니다.

마음을 편히 가지시고 많이 웃고, 지금 이 순간을 얼마나 더 행복하게 보낼까에 집중하시면 반드시 좋은 경과를 얻을 수 있을 것입니다.

Q : 임신중인 임부입니다. 요즘 들어 몸이 무거워지면서 기력이 없습니다. 약을 먹는 것은 좋지 않다고 하는데, 웃음치료를 받으면 어떨까 싶습니다. 또한 이 치료가 태아의 건강과도 관련이 있을까요?

A : 일본의 웃음 권위자 노보리 미키오 씨에 의하면 뱃속의 아이도 7개월경부터는 미소를 짓는다고 알려져 있습니다. 아이는 엄마의 신체와 감정과 긴밀하게 교류하면서 태내에서 성격과 건강이 결정되기 시작합니다.

따라서 엄마가 항상 기분 좋은 웃음을 짓고 있다면 태내의 아이도 그것을 느끼고 함께 반응하게 됩니다. 산모에게 웃음치료는 우울증을 이겨내는 좋은 방편이자 태내의 아기를 행복하게 만드는 또 하나의 방법이기도 합니다.

Q : 무기력증으로 고생하고 있는 주부입니다. 웃음치료 특강이 있어서 참여할까 하는데 도움이 될까요?

A : 웃음치료는 일종의 전인치료라고도 불립니다. 특정한 병이 있는 사람이 아니라도 일상적으로 스트레스와 무기력증을 겪고 있다면 웃음치료가 큰 도움이 됩니다. 웃음치료는 무엇보다도 마음의 힘을 기르고 동시에 그를 통해 라이프스타일을 바꿔나가는 여정입니다. 항우울제나 국한된 정신치료만으로는 이뤄낼 수 없는 생활 교정의 일환인 것입니다. 웃음치료에서는 똑같은 상황에서도 많이 웃을 수 있는 방법을 배울 수 있습니다. 주부님께 웃음 특강을 진심으로 권해드립니다.

Q : 웃음치료가 당뇨병이나 고혈압 같은 생활습관병에도 효과가 있다고 들었습니다. 현재 고혈압 약을 복용하고 있는데 웃음치료를 받으면 약을 먹지 않아도 될까요?

A : 웃음치료의 효과는 임상적으로 철저한 실험을 거쳐 정리된 것입니다. 우리가 많이 웃을 때 분비되는 다양한 호

르몬들이 우리 질병을 치료하는 묘약이 되고 있는 것입니다.

하지만 웃음치료는 대중치료의 반대편에 서 있는 대체치료의 일환입니다. 최근 학력이 높은 사람들일수록 서양의학보다는 대체의학에 관심을 두고 있다는 통계가 등장하고 있습니다. 이는 우리가 신봉하던 현대의학이 새로운 전기를 맞이했고 대중의학의 한계를 아는 이들일수록 대체치료에 관심을 가지기 시작했음을 뜻합니다.

대체치료에서는 생활습관병을 약물만으로는 결코 치유할 수 없다고 바라봅니다. 스트레스를 이겨내는 마음의 단련, 생활 전반에 대한 교정이 있어야 병의 근원을 치료할 수 있다고 보는 것입니다. 현재 복용하고 계신 약물의 경우 꾸준한 웃음치료 뒤에 증상을 보아 서서히 줄여 가시는 것이 바람직해 보입니다. 병을 이기겠다는 의지, 나아가 생활 전반의 교정이 있다면 약물은 부수적인 것에 불과합니다. 앞으로 웃음치료를 통해 대체치료에 많은 관심을 가지게 되시기를 바라는 바입니다.

A : 일본의 한 실험 결과에 의하면 즐거운 만담 공연을 보고 나자 류머티스와 관절염, 알레르기 등의 난치 질환들이 현저히 개선되었다는 보고가 있습니다. 이는 우리 몸의 관절 또한 우리 몸의 일부로서 마음과 긴밀하게 연관되어 있음을 보여줍니다.

사실상 우리 몸의 병은 과부하로 인해 생겨나는 것입니다. 심각한 스트레스나 과도한 생활습관으로 몸 전체가 병이 들고 그중에 약한 부분이 가장 먼저 무너지게 되는 것입니다. 따라서 사실상 질병이라는 것에 '완치' 라는 것은 있을 수 없습니다. 질병은 우리 몸이 보내는 경고인 만큼 무조건 두려워할 것이 아니라, 이를 잘 다스려서 다시 재발하지 않도록 만드는 것에 주안점을 두어야 합니다.

웃음치료는 이처럼 질병을 바라보는 관점을 변화시켜줄 뿐만 아니라 장기간에 걸쳐 웃음을 통해 질병을 다스리는 법을 배울 수 있는 자리가 될 것입니다.

나의 유머지수(HQ)는 얼마일까?

□ 모임이나 일상 속에서 유머를 10개 이상 구사할 수 있다

□ 회의 시간에 나의 주장과 원칙만 내세운다

□ 인터넷에서 유머코너를 즐겨 본다

□ 내가 망가지는 것을 개의치 않는다

□ 나의 실수를 웃음으로 넘길 수 있다

□ 직장에서도 잘 웃는 편이다

□ 남의 실수도 웃음으로 웃어넘길 수 있다

□ 규칙만 따르면 된다는 사고를 갖고 있다

□ 나 때문에 남이 즐거워하는 것이 즐겁다

□ 나는 소리 내어 크게 웃는 편이다

□ 유머는 좋은 관계를 빚어낸다고 믿는다

□ 분위기를 바꾸기 위해 재미있는 유머를 적극 활용한다

□ 거울을 보며 표정연습을 할 때가 있다

□ 언제든 써 먹을 수 있는 유머가 3개 정도 있다

□ 사람들은 재미있는 일을 위해 나를 찾는다

□ 유머를 생각하며 혼자 웃을 때가 있다

□ 분위기를 리드하는 편이다

□ 기분을 상하게 하는 유머는 사용하지 않는다

□ 상사의 말에는 언제나 예스맨이다

□ 나는 웃는 얼굴이 어울린다

□ 집안에 유머 책이 한 권 이상 있다

□ 최악의 상황에서도 희망은 있다고 믿는다

□ 웃음으로 누군가의 기분을 바꾸어 준 일이 있다

□ 웃음에 관한 격언을 세 가지 이상 말할 수 있다

□ 하루에 세 번 이상 웃는다

채점 - 각 문항 당 항상=5점, 종종=4, 가끔=3점, 전혀=2점,
    절대=1점을 더한다

해설

90~125점 사이라면, 당신은 유머를 즐기며 항상 웃으면서 사는 '유머 우등생'이다. 아마 당신은 주변 사람들에게 인기도 많고, 이성에겐 킹카나 퀸카로 꽤 많은 찜을 당했을 것으로 보인다. 지금 이대로 노력하면 훌륭한 유머리스트가 될 가능성이 높다.

75~89점 사이라면 당신은 '잠재된 유머 화산형'이다. 당신의 머릿속과 가슴속엔 엄청난 유머력이 꿈틀대고 있다. 약간의 노력과 용기를 낸다면 당신은 유머를 통해 한층 업그레이드된 멋진 인생을 보낼 수 있다. 그러기 위해 지금보다 더 많이 웃고 조금 더 유머력을 키우기 위해 노력해보자. 화이팅!!!

74점 이하는 음… 당신은 자신이 보기에도 무뚝뚝한 편이고 남들이 보기에도 근엄하고 재미없는 사람일 수 있다. 그러나 절대로 좌절하거나 포기해서는 안 된다.

어쩌면 당신은 유머의 필요성을 몰랐거나 자신과 어울리

지 않다고 생각했을 수 있다. 이제부터 그런 생각은 싹 버리자. 지금까지 당신이 어떤 사람이었나는 별로 중요하지 않다. 지금부터 유머리스트를 목표로 적극적으로 노력하면 된다. 21세기에 유머는 선택이 아니라 필수다.

유통기한 없는 웃음으로 건강한 삶을 꾸려라

흔히 21세기를 유머감각이 중요한 시대라고 말합니다. 나아가 웃음은 인간관계를 풀어가는 기술일 뿐 아니라 아니라 건강하고 질병 없는 삶을 살아가기 위해 반드시 필요한 또 하나의 비결이 되었습니다. 이 책에서 소개한 웃음에 대한 지식과 잘 웃는 방법을 생활 속에서 실천해보십시오. 몸과 마음, 나아가 인생이 변화할 수 있습니다.

신의 축복이라고 불리는 웃음에 대한 연구는 무려 수천 년간 진행되어왔습니다. 많은 학자들이 웃음이 왜 발생하고 건강에 어떤 영향을 미치는지를 연구해왔지만, 아직 정확히 밝혀진 과학적 지식은 빙산의 일각에 불과합니다. 앞으로도 웃음에 대한 연구는 꾸준히 진행될 것이며, 우리 삶을 바꾸는 중요한 축으로 작용할 것입니다.

입을 벌리고 활짝 웃는 일은 돈이 들지 않습니다. 많은 시간이 걸리는 것도 아닙니다. 게다가 이 웃음에는 유통기한도 없습니다. 오늘 웃었다 해서, 내일 웃지 못한다는 법도 없습니다. 이제 웃음은 바쁜 현대사회를 살아가는 이들에게 명약이 되어줄 수 있는 유일한 건강비결임을 기억하시고 건강한 웃음으로 건강한 삶을 기획하시기 바랍니다.

건강과 행복을 위한 웃음치료
공개 세미나! 지금 함께 하세요.

*웃음 치료 공개 세미나는?

오감을 자극하여 내적 치유함을 목적으로, 웃음을 유발할 수 있는 공연, 상상체험, 레크리에이션, 유머, 퀴즈, 억지웃음 등 통합적인 활동을 응용하여 특별한 도구나 의료장비 없이 크게 웃게 하는 기법 등을 쉽게 받아들일 수 있도록 해줍니다.

웃음 치료 세미나는 개인의 건강을 위하여 차원 높은 주제를 통해 보다 여러 가지의 웃음 기법을 제시해 줄 것입니다.

본 세미나는 많은 이들에게 웃음 치료의 활용기법을 계발하는 방법을 공개 세미나를 통해 제공합니다.

*이런 분들께 권합니다.

- 직업과 생활 속에 유머와 웃음이 꼭 필요한 분
- 유머감각 향상 및 개인의 변화에 관심이 있는 모든 분
  간호사, 의사, 사회복지사, 요양원 종사자, 웃음강사,
  전문적인 웃음치유, 웃음강의를 직업으로 삼고자 하시는 분

*세미나 개요

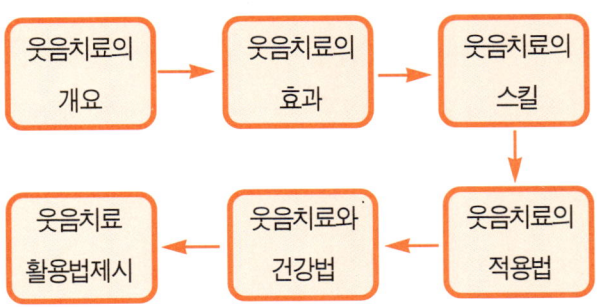

*세미나 신청 안내

문의 및 신청   HP : 010-6675-1472
E-mail : khp69@hanmail.net

참고 문헌

병 안 걸리고 사는 법/신야 히로미/이근아 옮김/이아소
웃음의 치유력/노먼 커즌스/양억관 이선아 옮김/SB
하하하 웃음 건강법/노보리 미키오/배성권 옮김/태웅출판사
항암제로 살해당하다 2 : 웃음의 면역학편/
후나세 순스케 저/기준성 감수/이요셉 역 l 중앙생활사 l
웃음 치료 건강법/박영한 저 l 버들미디어
생명을 살리는 웃음 치료 건강학/류종훈 저 l 은혜출판사
희망 웃음과 치료/노먼 커즌즈 저/이정식 역 l 범양사
하루 10분 웃으면 15kg 빠지는 웃음 다이어트/
케이티 남레보 저/조비룡 감수 l 랜덤하우스코리아

MEMO

※ 내 몸을 살린다 시리즈는 계속 출간됩니다.

건강이 보이는 건강 지혜를 한권의 책 속에서 찾아보자!

도서구입 및 문의 : 대표전화 0505-627-9784